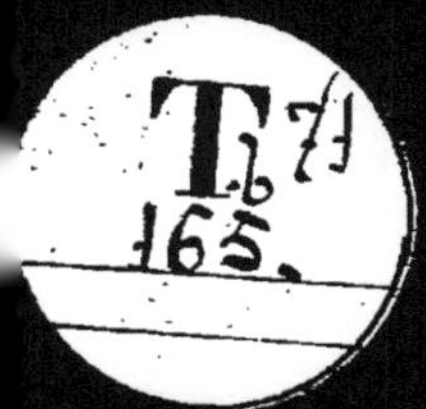

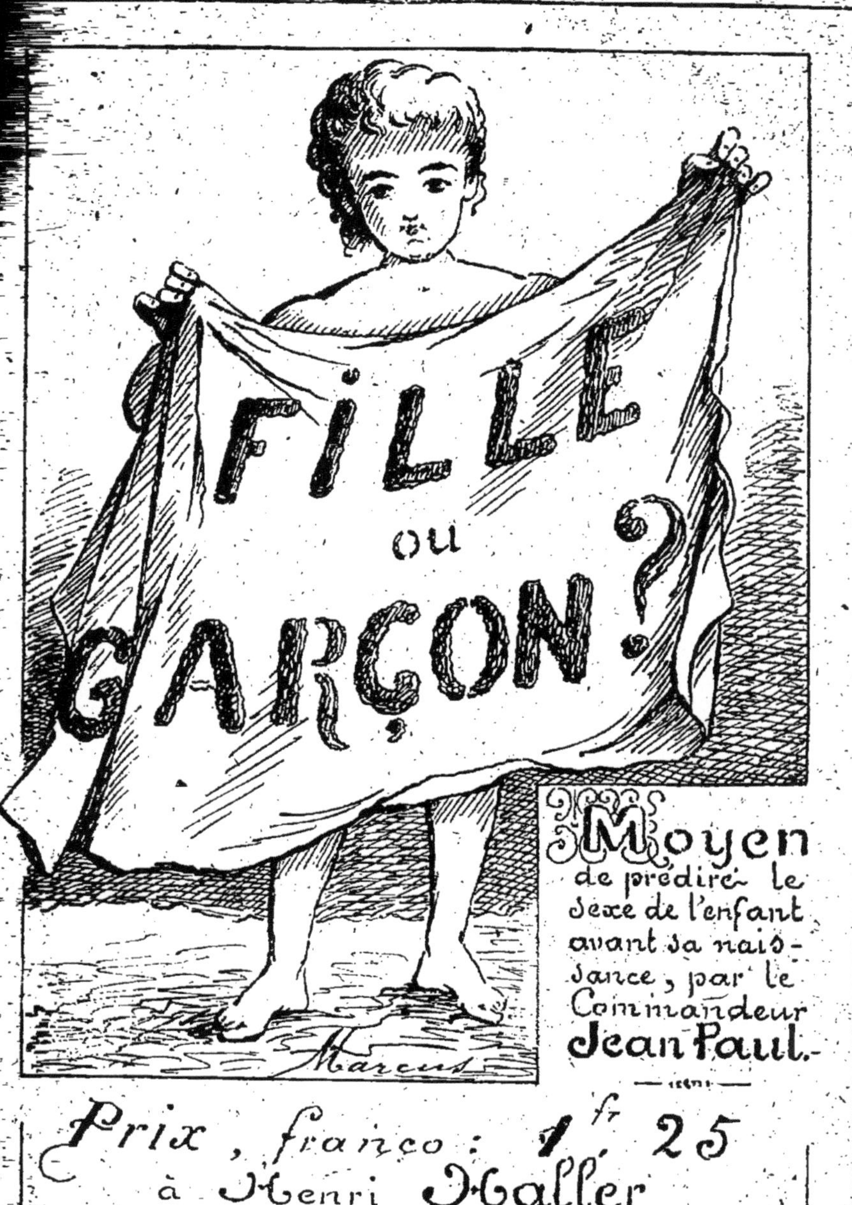

Moyen de prédire le sexe de l'enfant avant sa naissance, par le Commandeur **Jean Paul.**

Prix, franco : 1 fr. 25

à Henri Haller

42, rue Notre-Dame-des-Victoires, 42

PARIS.

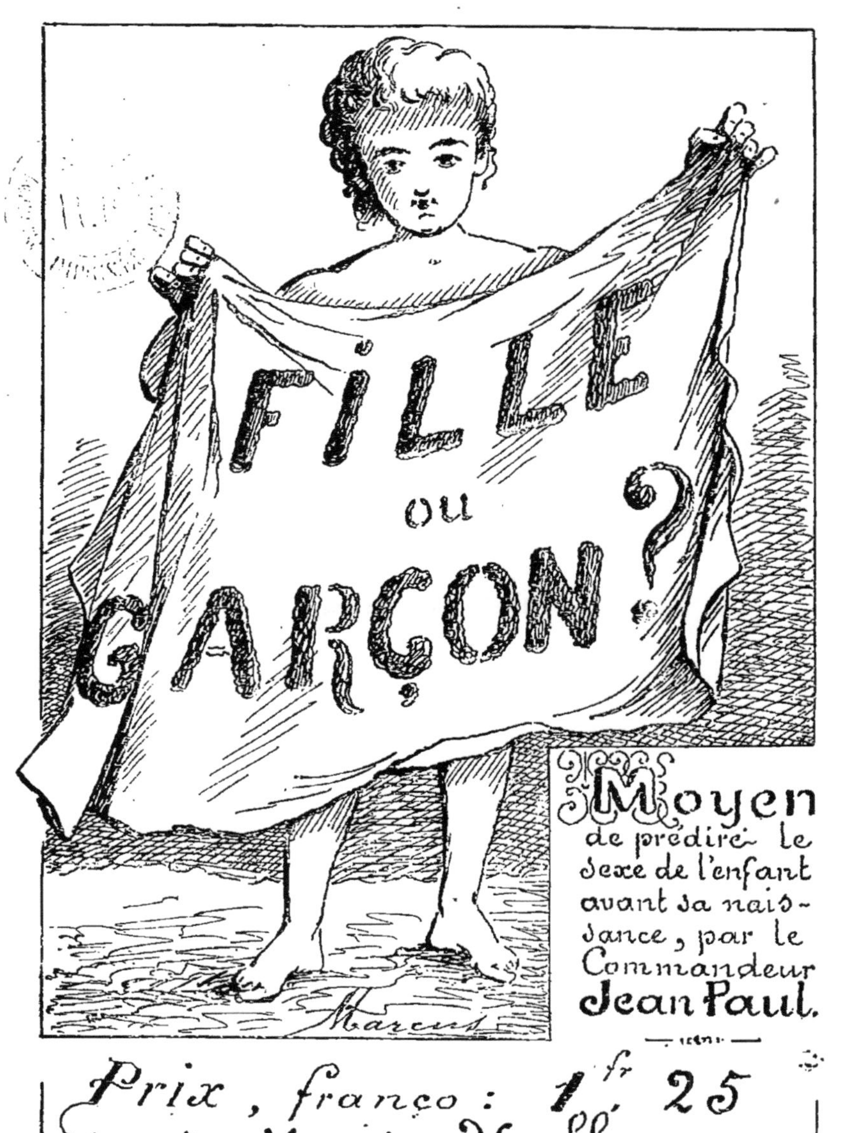

Prix, franco : 1^{fr} 25
à Henri Haller
42, rue Notre-Dame-des-Victoires, 42
PARIS.

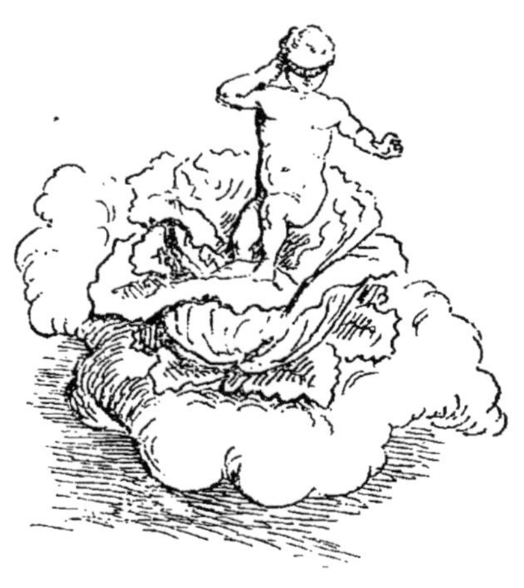

PRÉCAUTIONS ORATOIRES.

Nous n'avons point l'honneur d'être médecin ; et cependant l'étude des sciences qui touchent à l'art de guérir, ou plutôt de calmer les souffrances, à l'hygiène, à la physiologie, ont toujours eu beaucoup d'attrait pour nous.

Dans notre jeunesse, la fréquentation de camarades étudiants en médecine y a certainement contribué.

Plus tard, nous y avons ajouté et nous y ajoutons encore tout ce que peuvent nous donner nos lectures, l'assiduité à des cours spéciaux ; et, toutes les fois que l'occasion s'en présente, la recherche de la conversation et des conseils de savants, de toutes personnes enfin de qui nous pouvons apprendre quelque chose.

Cela vaut toujours mieux que d'aller au café, comme dit l'autre.

Quant au sujet que nous traitons dans ce petit ouvrage, nous expliquons plus loin comment nous en avons acquis les premières notions.

Jusqu'à ce jour, cependant, nous n'avions jamais songé à en faire l'objet d'une étude spéciale et à la donner au public.

Mais, dans ces derniers temps, le hasard nous ayant mis en présence de plusieurs jeunes femmes dans un état intéressant, nous nous amusâmes, c'est vraiment le mot, car nous n'y attachions pas grande importance, à dire aux personnes de leur entourage: celle-ci aura un garçon, cette autre une fille ; et, il arriva précisément ce que nous avions prévu.

Alors, des étonnements, des questions, des comment avez-vous vu cela ? Comment faites-vous ? Est-ce un secret ?

— Mon Dieu, non ; — et j'expliquai tout simplement commen je procédais.

— Pourquoi ne l'écrivez-vous pas ?

— Au fait, pourquoi pas ?

Et voilà comment est venue au monde cette petite brochure.

Sera-t-elle aussi bien accueillie que l'enfant qui comble de joie ses auteurs ? c'est la grâce que je lui souhaite, en prenant pour parrains et marraines mes chers lecteurs et mes aimables lectrices.

UNE PETITE CONFÉRENCE.

Sans avoir la prétention de posséder la science infuse, nous croyons pouvoir dire qu'il y a dans notre cas un peu de ce que l'on appelle *le don* , une aptitude, en quelque sorte instinctive, ressemblant beaucoup au diagnostic des médecins.

Nous devons ajouter que cette aptitude est aussi le résultat d'enseignements précis qui nous ont été donnés par des personnes compétentes, et tout particulièrement, il y a bien longtemps, par notre chère mère, dont nous étions le troisième enfant sur huit, et dont l'expérience en cette matière et les pronostications étaient vraiment remarquables.

C'est elle qui nous donna le goût de ces observations, dont la définition est, à vrai dire, assez difficile.

Pour répondre à l'attente des personnes qui voudront bien nous lire, nous allons essayer de les expliquer du mieux possible.

Le lecteur ne doit cependant pas chercher, dans cet opuscule, autre chose que ce que nous avons voulu lui donner.

Quand il verra que nous n'avons pas eu comme d'autres la prétention de lui indiquer les moyens d'avoir, à son gré, une progéniture mâle ou femelle, on nous dira peut-être : A quoi bon ?

Sans doute ; nos indications ne changeront rien au sexe de l'enfant attendu, puisque nos observations ne commencent que lorsqu'il est déjà en route ; et il faudra bien l'accepter à son arrivée, qu'il soit fille ou garçon.

Cela est vrai; il s'agit là de suppositions sur un avenir dont le résultat est fatal et auquel nous ne pouvons rien changer.

En raison de cette fatalité, notre étude pourra paraître oiseuse à beaucoup de gens; nous croyons cependant que le plus grand nombre de ceux qui nous liront ne seront pas de cet avis.

La nature de l'homme, et surtout de la femme, n'est-çe pas? n'est-elle pas quelque peu portée vers la curiosité.

Ne craignons pas de l'avouer, dans une multitude de cas, nous serions bien aise de connaître ce qu'il adviendra demain sur tel ou tel événement qui nous préoccupe.

Ah ! Demain, a dit Victor-Hugo :

Ah ! Demain, c'est la grande chose !
De quoi demain sera-t-il fait ?
L'homme aujourd'hui sème la cause,
Dieu, demain, fait mûrir le fait.

Oui, nous aimons à pronostiquer, et quelle satisfaction quand, par hasard ou par bien jugé, le résultat vient nous donner raison. Quand cela ne nous servirait qu'à pouvoir dire : Ah ! ah ! *je vous l'avais bien dit !* Voilà qui nous donne tout de suite un petit air de prophète (*vatis* qui signifie aussi poète) et qui flatte notre amour-propre en nous posant tout de suite (nous semble-t-il), bien au-dessus du commun des mortels (*servum pecus, profanum vulgus !*)

La question que nous traitons ici n'est d'ailleurs pas nouvelle.

« Il est évident, dit le docteur E. Monin dans un ouvrage récent qu'on ne peut mettre en toutes les mains, que ce n'est pas le hasard seul qui préside à la détermination des sexes des enfants ; mais la loi qui détermine ce sexe est encore pour nous mystérieuse (1). »

En Chine même, on s'en occupe; et voici ce que le *Petit Journal* disait le 23 septembre 1890, dans une étude signée Docteur X... :

« Tout le diagnostic du praticien chinois repose sur l'étude du

(1) *L'Hygiène des sexes.*

pouls. Il y a trois points au poignet pour tâter le pouls, et vingt-quatre espèces de pouls à chaque point de chaque poignet; — ce qui fait cent quarante-quatre variétés de pouls à connaître, à l'aide desquelles on peut diagnostiquer toutes les maladies possibles et même le *sexe de l'enfant dans le sein de sa mère.* »

Nous lisons d'autre part dans le grand dictionnaire de P. Larousse : « On a prétendu autrefois que l'on pourrait reconnaître le sexe de l'enfant contenu dans la matrice. *On sait* aujourd'hui que cette prétention *n'avait aucun fondement.* »

Ce qu'il y a d'admirable dans les assertions de messieurs de la Faculté, c'est le ton d'autorité avec lequel ils ont la prétention d'affirmer que telle ou telle chose *est* ou *n'est pas,* selon qu'il en a été décidé dans le *sein* de leurs académies.

Dieu sait, cependant, combien de fois leurs affirmations doctrinales ont reçu de démentis.

Il est vrai qu'au besoin, ils nient les faits les plus patents; c'est plus facile que de les discuter.

Voyez ce qui s'est passé pour la circulation du sang et pour la vaccine jennerienne; aujourd'hui encore pour le traitement antirabique de Pasteur?

Et ce pauvre Mesmer? et cet excellent marquis de Puységur, et le baron du Potet, les a-t-on assez conspués?

Pourtant que dites-vous aujourd'hui de l'hypnotisme par Messieurs Charcot, Luys et autres.

Le grand dictionnaire dont nous parlons plus haut dit encore: « On a beaucoup exagéré l'influence des affections de la mère sur le fœtus; action que l'on supposait imprimer sur le corps de l'enfant l'image de l'objet désiré ou qui avait une vive impression sur les sens de la mère; mais elles *n'ont pas* la puissance (toujours l'affirmation doctorale) de déterminer sur son corps des signes d'une nature déterminée et analogues aux formes des objets extérieurs. »

Tous ceux et celles qui nous font l'honneur de nous lire savent aussi bien que nous que nombre de faits viennent journellement donner un démenti à des affirmations aussi imperturbables.

Nous pourrions en citer quelques-unes qui sont à notre connaissance personnelle, et vous pourriez très probablement en faire autant.

Nous nous bornerons à porter ici le témoignage de quelques docteurs.

Dans le livre que nous avons déjà cité, le docteur E. Monin dit ceci : « La médecine contemporaine laisse aux progrès des âges futurs le soin de nous éclairer sur les problèmes obscurs de la conception et de la génération humaine, dont la solution est encore bien loin de nous. »

Ce qui nous autorise à dire que, n'ayant à sa disposition que des mystères ou des hypothèses, la médecine actuelle ferait bien d'être plus circonspecte avant d'affirmer ou de nier, et qu'il est bien permis à des esprits studieux, curieux observateurs des choses de la nature, d'enseigner, sans avoir reçu le *dignus es intrare*, le résultat sérieux de leurs études et de leur expérience.

Moins autoritaire, d'ailleurs, que d'autres de ses confrères, M. le docteur E. Monin ne se hasarde, ni à affirmer, ni à nier; mieux que cela même; après avoir douté, il apporte lui-même des faits qui doivent infirmer ce doute, lisez plutôt : « Il faut se garder d'ajouter foi à toutes les histoires fabuleuses racontées dans les livres, ou le public, concernant l'influence des impressions maternelles sur le développement des difformités congénitales chez le produit; mais il ne faut pas nier en bloc cette influence. On la prend parfois en flagrant délit, et on l'a observée même chez les animaux. C'est ainsi que Gray a présenté à la *Zoological Society* de Londres, le corps d'un poulet dont le bec et les pattes étaient d'un perroquet; plusieurs exemples identiques s'étaient manifestés, disait-il, dans son poulailler, voisin d'une cage que secouait violemment un ara féroce. Les poules avaient été notoirement terrifiées par ce voisinage.

« Il n'y a aucun danger pour l'hygiéniste, ajoute sagement le même docteur, à ne pas être trop sceptique à l'égard des impressions naturelles. S'il y croit, les conséquences de sa croyance le conduiront simplement à entourer davantage la femme de soins et de sollicitude; on lui évitera les impressions morales tristes et désagréables. »

Nous croyons, nous, que le médecin hygiéniste, non seulement peut donner un bon conseil pendant la grossesse mais même avant, si cela est possible, et dans un but beaucoup plus élevé.

S'il est admis que l'influence des impressions morales peut agir dans le sens de la difformité, il est admissible qu'elles peuvent agir dans le sens de la beauté.

Il est bien connu que les Grecs avaient ce sentiment au beau temps de l'Apollon du Belvédère et de la Vénus de Milo. Nos docteurs feraient bien de donner quelques bons conseils dans ce sens à nos ménages contemporains et de suivre en cela l'exemple de leur illustre ancêtre Galien qui, consulté par un peintre fort laid, l'engagea à entourer son lit nuptial de trois statues de Vénus.

Dans nos relations personnelles, nous avons connu un père de famille de province qui avait mis dans la chambre à coucher de sa femme, et bien en vue, une admirable Madeleine du Guide, laquelle, entre parenthèse, est aujourd'hui dans les Musées de l'Etat.

La femme de ce mari intelligent lui donna trois beaux enfants, deux garçons et une fille; celle-ci était la vivante reproduction de la sainte pécheresse du maître italien.

Nos maris parisiens devraient bien suivre cet exemple plutôt que d'encombrer leurs appartements de ces horribles masques et bonshommes chinois et japonais si fort à la mode depuis quelque temps, et qui s'étalent dans nos magasins de meubles et de curiosités.

Passe pour les meubles et les étoffes ; mais les figures ! nous sommes toujours tenté devant elles de rappeler tout haut le mot de Louis XIV à qui on montrait des chefs-d'œuvre de l'école flamande : *Otez-moi ces magots !*

Vraiment, si comme nous le croyons fermement, ces exhibitions ont une fâcheuse influence sur les jeunes mères parisiennes, cela nous a donné et nous promet une belle génération.

Je vois d'ici que l'on m'arrête. La Parisienne; c'est entendu, la Parisienne est charmante, élégante, s'habille à la perfection; mais au point de vue de la beauté esthétique, c'est une autre affaire.

Les *professional beauties* sont presque toujours des étrangères ou des provinciales; quant à messieurs les Antinoüs nés sur les bords de la Seine, — nous n'en parlerons pas, si vous le voulez bien !

Mais revenons à nos moutons, ou plutôt à nos bébés.

Bien que, ainsi que nous l'avons déjà reconnu, des suppositions plus ou moins certaines ne doivent rien changer à l'événement définitif, c'est-à-dire à l'arrivée de l'enfant masculin ou féminin déjà formé dans le sein de la mère, nos prédictions n'auront jamais aucun effet fâcheux.

Quelque peu de confiance que l'on ait dans notre science, il n'en est pas moins vrai qu'on ne peut se défendre d'y donner quelque créance. Elle contribue à la tranquillité d'esprit de la mère en faisant cesser cette anxiété que donne l'attente de l'inconnu.

Notre prédiction, surtout s'il s'agit d'un garçon, est-elle réalisée? Tout le monde est content.

Me serai-je trompé? Vient-il une fille que l'on n'attendait pas? Le mal n'en est pas si grand qu'on le pourrait croire.

D'abord, nous ne nous sommes jamais posé en prophète infaillible.

On ne saurait nous reprocher une erreur que nous avons indiquée nous-mêmes comme possible, et le premier moment passé, la pauvre enfant est accueillie d'aussi bon cœur que si on l'avait réellement attendue.

Ceci nous rappelle la chanson de Béranger adressée à une jeune mère un peu désappointée de n'avoir pas eu un fils :

Vivent les filles !
A bas les garçons !
Faites-en, faites-en de gentilles,
Faites des filles ;
Nous les aimons.

Il peut encore se présenter des cas où une prédiction conforme à de secrets désirs, vienne mettre en cause les intérêts d'une famille.

Ne pourrait-il pas arriver que, sur le point de disposer de sa fortune, un donateur riche, grand-père, oncle ou autre parent soit, sur l'annonce d'un pronostic favorable, plus porté à favoriser l'enfant à naître qui sera peut-être le continuateur de son nom.

Et ce cas d'une prédiction favorable peut non seulement être utile à une famille; mais il peut encore contribuer à la paix, à la tranquillité d'un grand État, à l'affermissement d'une dynastie.

La personne de qui nous tenons notre science, et bien d'autres, contemporaines de la Restauration, se rappelaient parfaitement l'effet produit sur la nation par l'espoir que l'on avait de la naissance d'un prince, en voyant, malgré l'horrible malheur qui l'avait frappée, Madame la duchesse de Berry supporter sa grossesse dans un état physique et moral des plus satisfaisants.

Tout récemment encore, un fait analogue ne s'est-il pas produit dans un État voisin et ami?

A la mort du jeune roi d'Espagne Alphonse XII, S. M. la reine Christine, qui jusque-là n'avait eu que des filles, était enceinte de quelques mois.

Bien que la loi salique n'existe pas en Espagne, il est certain que la naissance d'une troisième infante aurait été la cause de graves événements dans la Péninsule.

Mais, là aussi, l'espoir que l'on avait dans la naissance d'un petit roi a été pour beaucoup dans la sagesse du peuple espagnol pendant la grossesse de la régente.

A cette époque nous n'eûmes point l'honneur de voir de près S. M. la reine, mais nous étions alors à Biarritz où les relations avec l'Espagne sont journalières.

En outre de la lecture des feuilles madrilènes, nous causions fréquemment avec des Espagnols de tout rang; et il nous souvient parfaitement que, d'après les rapports qui nous étaient faits ou les indications que nous puisions dans nos lectures sur l'apparence physiologique de la reine et son état de santé, nous affirmâmes à plusieurs personnes qu'elle accoucherait d'un fils.

Nous offrîmes d'en tenir le pari, et nous eûmes même la velléité de faire parvenir notre prédiction à Sa Majesté.

Mais nous réfléchîmes que, simple particulier, sans recommandations officielles, notre démarche aurait pu n'être pas prise au sérieux ; peut-être, même, aurait-elle été taxée d'indiscrétion intéressée ; et nous renonçâmes à notre projet.

Il n'en est pas moins vrai que l'événement nous donna raison, et l'on sait quels heureux résultats a produit la naissance de S. M. Alphonse XIII.

Depuis cette époque nous avons tenu compte plus souvent de

nos observations sur un grand nombre de femmes enceintes, et le succès a répondu neuf fois sur dix à nos pronostics.

Entrons maintenant un peu plus avant dans l'examen de la question.

—

Le Créateur, en nous mettant sur cette terre, nous a imposé deux besoins auxquels nous ne pouvons nous soustraire, à savoir : la nécessité de vivre ou de pourvoir à notre existence et l'instinct qui contribue à la perpétuité de la race humaine.

Le second est moins dans la *nécessité* que le premier, et cependant c'est lui qui est le plus impérieux.

On peut même dire qu'il est le seul et unique moteur de toutes les actions des êtres. Nos frères les animaux obéissent, comme nous, à cette loi inéluctable.

Mais, s'élevant au-dessus de la brute, l'homme en se civilisant a donné à cet instinct le nom d'amour ; et disons tout de suite qu'il a bien fait.

Il n'y a qu'à comparer tous les faits qui accompagnent chez nous l'union de l'homme et de la femme avec ce qui se passe, sous nos yeux, chez les peuplades sauvages qui en sont encore à l'état par où ont passé nos pères aux temps préhistoriques.

D'une fonction de la matière animée l'homme civilisé a fait un élément de sensations morales qui domine de bien haut l'attrait grossier que nous tenons de la nature animale.

Donc, nous aimons ; mais sous l'autorité du représentant de la loi civile et du représentant de nos croyances religieuses, car nous ne traitons ici, bien entendu, que de l'amour dans le mariage, cette étude n'étant point un ouvrage de pornographie à la recherche du succès par le scandale.

Les yeux n'auront point à se baisser pendant cette lecture, toutes les oreilles pourront l'entendre, les fronts n'auront point à rougir.

Or, quand M. le maire et le pasteur *y ont passé* et que nous avons entendu le *crescite et multiplicamini*, nous nous aimons d'abord pour nous-mêmes, mettant en pratique cette définition ingénieuse : *L'amour est un égoïsme à deux.*

Mais on se lasse des meilleures choses et bientôt quelqu'un à qui nous ne pensions guère, avouons-le, ou du moins pas de sitôt, vient donner à notre affection mutuelle une autre direction, et combien plus grande !

Bien grande, en effet, est l'impression des deux époux quand, tout à coup, ils s'aperçoivent qu'ils ne sont plus seuls.

De leur souffle, de leurs baisers, comme des dieux, ils ont créé.

Certes, l'union avec l'objet aimé est une cause de joie bien grande ; eh bien, tous ceux qui ont réellement aimé leur compagne diront, avec nous, qu'aucune joie morale n'est dépassée par l'apparition de l'*enfant.*

Euripide dans la tragédie de Méléagre, dont nous n'avons que des fragments, dit ces choses charmantes qui, heureusement, nous ont été conservées :

« Douce est la lumière du soleil ; doux est le spectacle de la mer ou celui d'un grand fleuve, ou celui de la terre que fleurit le printemps ; douces, mille choses encore ; mais crois-moi , femme, il n'est point de plus doux spectacle que de voir, après les tristesses d'une vie solitaire, fleurir de beaux enfants dans notre maison. »

A Paris, dans tous les degrés de l'échelle sociale, où la lutte pour l'existence a plus d'intensité que partout ailleurs, il faut constater, avec regret, que la venue de l'enfant n'est pas toujours accueillie comme elle devrait l'être. Mais dans la vie de province où les liens de famille, de parenté, de voisinage même, sont plus intimes que dans la capitale, le moindre fait familial est un événement qui compte. On voit grandir autour de soi les enfants de ses parents et amis ; on les suit dans leur existence ; on les voit passer de l'enfance à la jeunesse, de la jeunesse à l'adolescence et à la virilité.

Nos petites amies deviennent jeunes femmes, et bientôt, elles-mêmes, mères de famille.

Dès que s'annonce chez l'une d'elles la promesse d'un héritier, on s'intéresse d'avance à l'enfant qui va naître. C'est alors que se produit, surtout dans les jeunes ménages, cette anxiété bien naturelle : que sera-t-il ? Les uns préféreraient voir arriver un garçon ; les autres une fille.

De là, des suppositions, des questions, qui font le sujet de toutes les conversations chez tous les parents, les voisins et surtout les voisines.

La jeune future maman n'est pas seulement entourée de tous les soins délicats qu'exige sa position intéressante ; elle est aussi l'objet des observations, des conseils, des prédictions des uns et des autres, et surtout de tout le clan féminin dont elle fait partie.

Le petit être attendu est loin encore que tout le monde est déjà à son service, le père d'abord, puis les tantes, la grand'mère, la grand'mère surtout, car c'est elle qui sera marraine si c'est un garçon.

Dans nos ménages français, par une sorte de tradition nationale, qui a donné sa plus haute application dans la loi salique, on désire presque toujours que le premier enfant soit un fils.

Tout va bien ; la layette est déjà confectionnée ; il n'y manque plus que les rubans.

C'est alors que se pose un point d'interrogation ; de quelle couleur les mettra-t-on ? l'usage est qu'ils soient roses pour une fille et bleus pour un garçon.

Va-t-on les mettre bleus ou roses ? Impossible de décider. On irait alors, si l'on osait, consulter le sorcier ou la tireuse de cartes. Plus d'une y va sans s'en vanter.

Eh bien, mesdames, il n'est besoin de sorcier, ni de tireuse de cartes. La réponse que vous cherchez est dans ce qui va suivre et que je vous demande pardon de vous avoir fait attendre.

Il est plus facile de pronostiquer le sexe de l'enfant à venir quand on connaît la jeune mère depuis un certain temps, parce que l'on est plus à même de juger des différences ou des changements physiologiques qui se produisent sur son visage, dans ses allures, dans son maintien quand elle est dans cet état intéressant.

Toutefois, il n'est pas impossible, ainsi que cela nous est fréquemment arrivé, de se prononcer d'une manière à peu près certaine, même à une simple et unique rencontre.

On peut même, quand la femme est absente, pronostiquer d'après les rapports qui nous sont faits, soit verbalement, soit par écrit, par les personnes qui l'approchent.

Dans ce cas-là, il ne faut pas négliger les informations les plus minutieuses et exiger des réponses précises aux questions que vous avez posées.

PRONOSTICS POUR UN GARÇON.

Le changement physiologique qui s'opère alors chez la jeune mère est plutôt favorable.

Les indispositions inhérentes à son état, peu fréquentes, peu d'envies, peu d'aberrations de goût, souvent même pas du tout.

Les yeux brillants, le teint coloré, la peau transparente ; souvent même la physionomie a plus de charme.

« Je n'ai jamais été si jolie que lorsque j'étais enceinte », me disait une charmante femme, aujourd'hui grand'mère et qui, en effet, n'a eu que des garçons.

Bien que proportionnellement le poids du fœtus mâle soit plus lourd que le fœtus femelle, cependant il ne paraît pas fatiguer la mère qui le porte bien en avant ; grossesse pointue, grossesse de garçon, disent les bonnes femmes de la campagne à qui cette observation n'a pas échappé. Le faix, dans ce cas, est souvent si bien placé en avant que la femme étant vue de dos, son tour de taille n'en paraît pas sensiblement augmenté et ne dénonce pas la grossesse, qui est très apparente de profil ou de face.

Par suite des lois de l'équilibre, le buste est naturellement un peu renversé en arrière, mais les pas, même en s'alourdissant sur les derniers temps, ne sont pas hésitants et se portent crânement dans la ligne droite.

En un mot si la femme est changée c'est, comme nous le disions plus haut, plutôt à son avantage.

Tous les caractères qui concourent à cette observation sont les pronostics de l'arrivée d'un garçon.

PRONOSTICS POUR UNE FILLE.

Les pronostics pour l'arrivée d'une fille sont, il faut l'avouer, bien différents.

Nous regrettons d'avoir à vous le dire, mesdemoiselles ; mais, les effets que vous produisez dès votre arrivée dans le sein maternel ne sont pas aussi favorables pour son état physiologique que ceux de votre petit frère.

Ce changement est même presque toujours tellement prononcé, que nous sommes surpris qu'il n'ait pas été plus généralement observé.

Les indigestions inhérentes à l'état de grossesse sont plus fréquentes, et c'est dans la gestation féminine que se produisent davantage les aberrations de goût et les envies, la nervosité dans le caractère.

Le regard est moins brillant, ou s'il l'est d'une manière intermittente, il est plutôt semblable, alors, à celui d'une personne en proie à un léger accès de fièvre. Les traits sont tirés, émaciés, les couleurs disparaissent et sont quelque fois remplacées par cette teinte bistrée, bien connue sous le nom de masque de grossesse.

Il est bien entendu que les soins intelligents dont une jeune mère doit toujours être entourée modifient très souvent ces caractères, dans un sens favorable; mais ils ne peuvent être changés d'une manière essentielle.

Bien que proportionnellement le poids du fœtus féminin soit moins lourd que le fœtus mâle, la mère semble, cependant, chargée d'un plus lourd fardeau.

Le ventre présente une rotondité plus générale; la taille en est élargie, si bien que, vue de dos, la femme qui porte une fille dénonce sa grossesse beaucoup plus que celle qui porte un garçon.

La démarche est plus fatiguée; au lieu d'avoir le buste relevé, les épaules sont plutôt affaissées. Les pas sont beaucoup moins assurés et, au lieu d'être portés en avant, procèdent avec un léger balancement des hanches qui rappellent le pas des marins sur le pont d'un navire.

Ces pronostics, nous devons l'avouer, sont pénibles à dévoiler; mais, en présence d'un fait, il nous est absolument impossible d'y rien modifier en thèse générale, car il est bien entendu que nous ne donnons pas ces pronostics comme étant d'une application rigoureuse et absolue.

Bien des conditions peuvent les modifier encore : conditions de milieu, de soins, de tempérament, d'atavisme.

Mais si nos lecteurs et particulièrement nos lectrices veulent bien essayer d'appliquer nos indications sur les femmes de leur connaissance en état de grossesse, leurs constatations nous donneront raison au moins neuf fois sur dix.

Hâtons-nous d'ajouter que si la venue d'une fillette cause dans l'état physique de la mère un changement défavorable qui n'est d'ailleurs que passager, il y a une heureuse compensation.

C'est qu'en venant au monde le petit garçon est presque toujours laid, sans grâce, à physionomie pleurarde et grognonne, tandis que la petite fille est bien plus avenante, moins criarde et, fait bien curieux qui a été remarqué plus d'une fois, rappelle souvent, à cet instant, les traits de quelque jolie grand'mère de la famille, ou de sa petite maman; affirmant ainsi dès son entrée dans le monde l'empire qu'elle ne cessera d'exercer sur le sexe auquel elle doit monsieur son père.

CONCLUSION.

Vous voyez, ami lecteur, ou charmante lectrice, que c'est bien simple; et maintenant que nous vous avons fait connaître notre fameux secret, peut-être dites-vous : Quoi ! — ce n'est que ça !

Peut-être aussi êtes-vous tentés de penser que notre méthode n'est pas bien sérieuse et vous inspire quelques doutes sur son efficacité.

A cela, nous n'avons qu'un mot à répondre ; on ne vous la vend pas cher : — Essayez.

P.-S. — Nous accepterons, avec reconnaissance, toutes les observations et communications que nos lecteurs voudront bien nous adresser.

Paris. — Imp. Paul Dupont 995.9.90 r

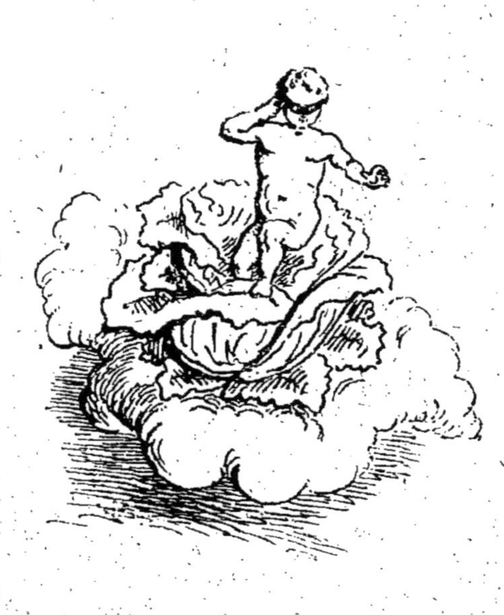

www.ingramcontent.com/pod-product-compliance
Ingram Content Group UK Ltd.
Pitfield, Milton Keynes, MK11 3LW, UK
UKHW020227200726
13856UKWH00004B/1635

9 782011 783325